AF290543

# Abrikosfrø - Kræftbehandling med vitamin B17?

Ancient Medicine Den moderne farmaceutiske industri skjuler sig

Marcus D. Adams

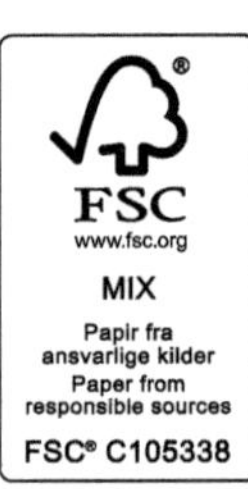

© 2018, Marcus D. Adams

Forlag: Books on Demand GmbH, København, Danmark

Tryk: Books on Demand GmbH, Norderstedt, Tyskland

ISBN: 9788743003328

4

## Introduktion

Ved at bruge denne bog accepterer du fuldstændigt denne erklæring om ansvarsfraskrivelse.

## Ingen råd

Denne bog indeholder information. Informationen er ikke et råd og skal ikke behandles som et.

Hvis du tror, at du er sygdomsramt, bør du straks søge lægehjælp. Du bør aldrig udskyde at søge lægehjælpe, se bort fra en læge, eller afbryde medicinsk behandling på baggrund af informationen i denne bog.

## Ingen erklæringer eller garantier

I det omfang gældende love tillader det og med forbehold for nedenstående afsnit, udelukker vi alle erklæringer, garantier og tilsagn relateret til denne bog.

Uden at det berører den generelle anvendelse af det foregående afsnit, repræsenterer, garanterer eller erklærer vi ikke:

o   at informationen i denne bog er korrekt, akkurat, fuldstændig eller ikke-misledende.

o   at brugen af retningslinjerne I bogen vil føre til et bestemt udfald eller resultat.

## Begrænsninger og udelukkelse af ansvar

Begrænsningerne og udelukkelsen af ansvar beskrevet i denne sektion og andetsteds i denne ansvarsfraskrivelse: er omfattet af paragraf 6 nedenfor; og regulerer alle forpligtelser, der er følger af ansvarsfraskrivelsen eller i forhold til bogen, herunder kontraktlige forpligtelser, erstatningsret (herunder uagtsomhed), og for overtrædelse af lovmæssige forpligtelser.

Vi vil ikke være ansvarlige over for dig med henblik på eventuelle tab, der udspringer af en begivenhed eller begivenheder uden for vores rimelige kontrolområde.

Vi vil ikke være ansvarlige over for dig med henblik på eventuelle driftstab, herunder begrænsning af tab eller skade på fortjeneste, indtægter, omsætning, anvendelse, produktion, forventede besparelser, forretning, kontrakt, kommercielle muligheder eller goodwill.

Vi vil ikke være ansvarlige over for dig i forbindelse med tab eller ødelæggelse af data, databaser eller software.

Vi vil ikke være ansvarlige over for dig i forbindelse med en speciel, indirekte eller følgeskadestab eller ødelæggelse.

**Undtagelser**

Intet i denne ansvarsfraskrivelse skal: begrænse eller udelukker vores ansvar for død eller personskade som følge af uagtsomhed; begrænse eller udelukke vores forpligtelser for bedrageri eller svigagtig vildledning; begrænse nogen af vores forpligtelser på nogen made, der ikke er tilladt i forhold til gældende lov; eller udelukke nogen af vores forpligtelser, der ikke kan udelukkes i forhold til gældende lov.

**Adskillelse**

Hvis et afsnit af denne ansvarsfraskrivelse er dømt ulovlig ved en domstol eller anden kompetent myndighed og dermed ikke kan håndhæves, opretholdes resten af ansvarsfraskrivelsesafsnittene fortsat.

Hvis en del af et ansvarsfraskrivelsesafsnit dømmes ulovligt og ikke kan håndhæves, slettes dette, og resten af afsnittet vil fortsat være gældende.

**Lov og jurisdiktion**

Denne ansvarsfraskrivelse vil blive underlagt og fortolket i overensstemmelse med schweizisk ret, og eventuelle stridigheder vedrørende denne ansvarsfraskrivelse vil være underlagt de schweiziske domstoles eksklusive kompetence.

# Introduktion

Kræft er en gruppe af sygdomme, der involverer væksten af unormale celler med potentialet til at sprede sig til andre dele af kroppen. Cellerne vokser i klumper og grupper kaldet tumorer, men det er ikke altid tilfældet. Nogle tumorer spredes ikke, og de kaldes ikke-kræftformer. Leukæmi for eksempel målretter blodcirkulationen i menneskekroppen. Kræftcellerne transporteres og spredes gennem blodstrømmen, og de forhindrer således kroppens normale funktion. Kræftfremkaldende tumorer har sædvanligvis nabostande virkninger, såsom skade på nervesystemet, kredsløbssystemet, fordøjelsessystemet og reproduktive systemer. Hormoner frigives nogle gange af kræft, som kan ændre den måde, kroppen virker på.

Når kræften begynder at sprede sig i menneskekroppen, kaldes den metastatisk kræft. Behandlingen af kræftcellerne, som spredes til andre dele af kroppen, kaldes metastase. At se på metastatisk kræftceller gennem et mikroskop viser os, at der ikke er mange forskelle mellem de originale kræftceller og de metastaserede kræftceller.

Ikke alle ændringer, der sker i kroppens væv, kan klassificeres som kræft. Nogle vævsændringer kan udvikle sig til kræft fra uagtsomhed, og de holdes under konstant behandling. Hyperplasi forekommer

Verdenssundhedsorganisationen estimerer, at over 1,6 millioner nye tilfælde af kræft vil blive opdaget i USA og så meget som 600.000.000 vil dø af sygdommen.

## Hvordan kræft påvirker kroppen

Kræft har forskellige måder at angribe den menneskelige krop på. Den menneskelige blodstrøm hjælper iltrikt blod gennem de vitale organer og giver dem ilt og nærings-stoffer til normal funktion. Når kræftformer spredes gennem blodet, kan de formere sig og sprede sig gennem hele kroppen. Dette fører til død af celler og væv, da blod ikke leveres korrekt.

Det mest afgørende system, der er målret-tet mod kræft, er immunsystemet. Immun-systemets rolle i den menneskelige krop er at beskytte kroppen mod sygdomme og infektioner forårsaget af bakterier, svampe, parasitter eller vira. Dette system reagerer på tilstedeværelsen af fremmedlegemer i kroppen, angriber, begrænser og dæmper dem. Spredning af kræft i immunsystemet vil gøre det umuligt at udføre sine funktio-ner korrekt. Knoglemarven er hvor de hvide blodlegemer, der bekæmper sygdomme, produceres. Kræft trænger ind i knoglemarven og gør det umuligt for de hvide blodlegemer, der produceres, og fører til et svagere immunsystem. Forskellige sygdomme kræver forskellige mængder af hvide blodlegemer, og kræft kan forringe kroppens evne til at bekæmpe selv de mindste sygdomme.

Det hormonelle system, kendt som det endokrine system, er et andet mål for kræft. Dette system af kirtler og organer producerer hormoner, der hjælper kroppen med at fungere ordentligt, og kræft kan forstyrre disse funktioner ved at frigive sine egne hormoner. Denne indtrængen kan føre til symptomer kendt som paraneoplastiske syndromer. Lungekræft for eksempel frigiver hormoner, der forårsager følelsesløshed i fingre og tæer, og forårsager også svagheder og kvalme i svimmelhed.

Lymfesystemet i kroppen kan også påvirkes af kræft, hvor det bliver fanget i lymfeknuderne og derefter begynder at vokse. Lymfesystemets hovedrolle er at fælde og ødelægge bakterier, men forekomsten af kræft i selve lymfesystemet, der er ikke meget lymfesystemet kan gøre.

Hele kroppen er et bytte af kræft, da kræftceller spredes gennem blodstrømmen og ødelægger sunde celler og væv. Denne proces er kendt som invasion, og kræftceller kan også vokse ved at få blodceller til at føde sig selv, kendt som angiogenese. Kræftceller, der har grupperet og vokset sammen, kan vokse til tumorer, men ikke alle tumorer er kræft, da de adskilles i godartet og ondartet.

# Hvad forårsager kræft

Kræft er en meget kompleks sygdom, og det kan skyldes mange faktorer. Vi vil udforske nogle af de mest almindelige årsager til kræft for at forstå denne sygdom bedre.

1. **Genetik**

   Dette er ikke en meget almindelig årsag til kræft, fordi kræft er skabt af en enkelt overlevende celle, som udvikler sig i hele personens liv. Der er typer af kræft, der finder det lettere at vokse på organer, der har genetiske og molekylære oplysninger, der er arvet fra tidligere generations gener. Disse gener gør det lettere for kræftcellerne at vokse, men de er ret sjældne.

2. **Solar / UV-eksponering**

   Vi er ikke klar over, at vi hver dag,

selv i de regnigste dage, bliver udsat for skadelige ultraviolette stråler fra solen. 95% af hudkræft er forårsaget af langvarig udsættelse for sollys og uagtsomhed. UV-stråling kan også komme fra andre kilder, såsom solarium, solsenge og sollamper. Solen beskadiger huden, når de genetiske materialer i huden brændes, hvilket resulterer i solskoldning. Denne skade kan opbygges over tid, og hudcancerceller kan vokse og spredes gennem hele huden.

## 3. Tobak

Tobak er den førende årsag til kræft og kræftrelaterede dødsfald i verden. Det forårsager mange former for kræft, og der er ingen sikker måde at forbruge tobak på. Røgen du indånder indeholder over 7000 kemikalier, og over 10 procent af dem kan forårsage kræft. Nogle af de kræftkemikalier, der findes i cigaretter i dag, er: nikotin, cyanid, methanol, ammoniak, carbonmonoxid, vinylchlorid, cadmium, krom og så mange flere.

### 4. Diæt

En af de mest sandsynlige årsager til kræft er en del af de valg, vi laver hver dag. Hver dag vælger vi hvilken mad vi lægger i vores krop, og dårlige valg kan føre til dårlige konsekvenser. De fleste mennesker er ikke opmærksomme på mad, og de bruger dagligt kræftfremkaldende fødevarer. Fødevarer, der har store mængder salt i det, er meget skadelige for menneskekroppen, da salt kan være meget skadeligt for maven. En høj procentdel af salt kan skade maveforingen, hvilket gør maven mere udsat for kræftfremkaldende fødevarer og kemikalier. Den måde, som mad er forberedt på, er meget vigtigt. Mens friske grøntsager, såsom tomater, der kan bekæmpe kræft, hjælper kroppen. Hvis du behandler og kan disse grøntsager, kan de have en negativ effekt på kroppen, nogle gange kan de endda være kræftfremkaldende. Næsten alle konserves indeholder en foring, der bevarer deres friskhed. Dette kemikalie kaldes bisfenol-A, og det kan findes i næsten alle fødevarer. Det er blevet bekræftet, at dette er et kræftfremkaldende kemikalie og skal undgås. Forarbejdede kød og rødt kød har også været kendt for at fremme væksten af kræftceller i tarmene. Raffineret sukker, hydrogenerede olier, pommes frites og chips, læskedrikke og hvidt mel har været forbundet med kræftvækst.

## 5. Alkohol

Forbruget af alkohol har længe været forbundet med at forårsage kræft. De mest almindelige typer af kræft

forårsaget af alkohol er fordøjelses-
kanalen og levercancer. Alkohol
omdannes til acetaldehyd, når den
kommer ind i kroppen, og dette stof
kan skade DNA'et og stoppe cellerne
fra at reparere. Dette kemikalie gør
også levercellerne vokse hurtigere,
hvilket kan resultere i, at kræftceller
vokser og spredes hurtigere.

### 6. Diverse kræftfremkaldende stoffer

Et kræftfremkaldende stof er et
kemisk stof, der er direkte forbundet
med at forårsage kræft. Disse stoffer
kan skade celler og afbryde deres
metaboliske genopretningsproces.
Nogle kræftfremkaldende stoffer er
altid blevet fundet til stede i naturen,
såsom rødt kød og tobak. Der er
mange eksterne kilder, hvor kræft-
fremkaldende stoffer er til stede,
såsom benzin. Bensin indeholder al-
kohol og aromater, som kan være
meget skadelige. Malinger og

klæbemidler indeholder benzen, som også er meget farligt, og asbest er et af de farligste kræftfremkaldende stoffer i verden, da dets fibre kan trække vejret.

## 7. Levevis

Bortset fra udsættelse for kræftfremkaldende stoffer og dårlige kostvalg, kan den måde, du lever på, også gøre dig sårbar over for kræft. Den næststørste årsag til kræft i Storbritannien er fedme og overvægt. Manglen på motion og en passiv livsstil kan have alvorlige konsekvenser. Fedtvævene er kendt for at producere store mængder østrogen, og et højt niveau af østrogen kan føre til endometriel og brystkræft.

At være overvægtige betyder også at have et højt insulinniveau i blodbanen, hvilket kan føre til vækst af tumorer. Fedtceller producerer også leptin, som stimulerer eller hæmmer kræftcellevækst. Det lave niveau af betændelse forbundet med overvægtige mennesker er også en meget farlig faktor.

# Mest almindelige organer diagnosticeret med kræft

Der findes over 100 typer af kræftformer, og de retter sig mod forskellige områder og organer i kroppen. Til informative formål og for yderligere forklaring vil vi udforske nogle af de mest almindelige kræftformer i dag.

1. **Lungekræft**

   Lungekræft er forårsaget af tilstedeværelsen af en malign tumor i lungerne, der er forårsaget af ukontrolleret cellevækst i lungevæv. Nogle af de mest almindelige symptomer er vægttab, overdreven hoste, åndenød og brystsmerter. Lungecancer er opdelt i to typer, småcellet lungekræft og ikke-småcellet lungekræft. Behandling for lungekræft afhænger af typen af kræft. Lungekræft har en af de højeste dødelighedstal.

## 2. Brainkræft

Når celler begynder at vokse unormalt i den menneskelige hjerne, udsender en hjernecancer. Denne unormale vækst vil medføre skade på muskelkontrol, sensation, hukommelse og andre vitale kropsfunktioner. Hjernetumorer, kendt som intrakraniel neoplasma, er kategoriseret i to. Den primære tumor, som begynder at vokse i hjernen, og sekundære tumorer, som er blevet spredt fra andre steder. De almindelige symptomer forårsaget af hjernekræft er: hovedpine, kvalme, anfald, opkastning, balanceproblemer og endda døsighed.

## 3. Brystkræft

Brystkræft er forårsaget, når et unormalt antal celler begynder at vokse i brysterne. Cellerne grupperes ofte og danner tumorer, som fysisk kan mærkes som klumper. Disse tumorer kan også ses på en røntgenstråle. Hvis ikke taget sig af, kan kræften sprede sig gennem hele kroppen. Symptomer på brystkræft omfatter brystkvældning, bryst- eller brystvorter, skæller og fortykkelse af brystvorten og rødmen. Brystkræft er oftest diagnosticeret hos kvinder.

## 4. Livmoderhalskræft

Den laveste del af livmoderen kaldes livmoderhalsen, og når celler vokser i unormale mønstre og spredes, sker livmoderhalskræft. Livmoderhalskræft viser ikke øjeblikkelige symptomer, og de optræder kun, når kræften er blevet invasiv og vokser i nærliggende væv. De mest almindelige symptomer på livmoderhalscancer er: smerter under samleje, unormal vaginal blødning, blødning efter samleje og tyngre blødninger under menstruationscyklusser. Du kan bemærke de usædvanlige vaginale udledninger blandet ind i menstruationscyklussen blod eller efter overgangsalderen.

## 5. ovarial Kræft

Kræft kan også vokse i æggestokkene, og det sker fra den unormale fordeling og vækst af celler. Store symptomer kan ikke mærkes, før kræften er blevet invasiv, og den har udviklet sig til yderligere stadier. Ovariecancer er mere almindelig hos kvinder, der har højere ægløsningstal, eller kvinder, der ikke har børn. Æggestokkræft kan have mange forskellige symptomer som: maveforstyrrelser, træthed, bækken eller mavesmerter, urinproblemer, rygsmerter, smerter under samleje, forstoppelse, vægttab og endda hævelsen i abdominalområdet.

## 6. Hudkræft

Kræft kan vokse i huden også, og denne type kræft kaldes hudkræft.

Unormal celleudvikling og vækst i huden kan forårsage dette. Der er tre forskellige typer hudkræft: basalcelle hudkræft, melanom og basalcelle hudkræft. Mere end 90% af tilfælde af hudkræft er forårsaget af langvarig udsættelse for solens ultraviolette stråler. UV stråler er den vigtigste faktor, der forårsager alle tre typer af kræft, og symptomer omfatter sår i huden, rødme, skalering og patching af huden, og endda misfarvning af huden.

## 7. Prostatakræft

Prostatacancer er den næststørste kræft, der er diagnosticeret hos mandlige patienter. Når celler i prostatakirtlen begynder at vokse og spredes unormalt, skabes prostatakræft. Nogle prostatacancerceller kan vokse og spredes meget hurtigt, men det tager normalt lang tid at udvikle sig til yderligere stadier. Prostatakirtlen findes kun hos mænd og er placeret foran endetarmen og lige under blæren. Kirtlen celler, der producerer prostata væske, en kritisk komponent af sæd. Disse celler kan vokse uregelmæssigt, og prostatakræft kan ske. De mest almindelige symptomer på prostatacancer er blod i urinen eller sæden, rygsmerter, hoftepine, hyppig vandladning, erektil dysfunktion og en svag urinstrøm.

## 8. Kræft bugspytkirtlen

Bukspyttkjertlen er et kirtelorgan placeret bag maven, og dets rolle udskiller det sukkerregulerende hormon, insulin. Celler kan vokse unormalt og formere sig i orgelet. Bukspyttkjertelkræft opstår sædvanligvis efter 40 år. Bukspyttkjertelkræft kan forekomme fra tobak, fedme, diabetes og undertiden fra sjældne genetiske sygdomme. Imidlertid er en fjerdedel af sagerne direkte forbundet med forbrug af tobak. Bukspyttkjertelkræft begynder at spredes meget hurtigt til leveren, og dette er kendt som gulsot. De mest almindelige symptomer på kræft i bugspytkirtlen er mørk urin, lysfarvet og fedtet afføring, vægttab, mavesmerter, opkastning, leverforstørrelse og kløende hud. Symptomerne kan endda forårsage abnormiteter i sukkersyge og fedtvæv.

## 9. Kolorektal Kræft

Kolorektal Kræft er kendt som tarmkræft, og det er udviklingen af kræftceller i tykktarmen eller endetarmen. De unormale celler kan så spredes gennem kroppen og målrette mod andre organer. De fleste tilfælde af kolorektal Kræft er forbundet med alder og livsstilsfaktorer. Fedme, rygning og manglende fysisk aktivitet kan føre til kolorektal cancer. Kostfaktorer som forbrug af rødt kød, forarbejdet kød og alkohol er også kendte årsager. Når du er 50 år gammel, anbefales det at blive screenet, da tidlig diagnose af denne kræft kan hjælpe dig med at forhindre din egen død. Colorektal cancer forårsager symptomer som forstoppelse, blod i afføring, mavesmerter, diarré, vægttab, en mave klump og uforklarlig jernmangel hos mænd. Kvinder lider af jernmangel efter deres overgangsalder.

## 10. livmoderkræft

Dette er den mest almindelige kræft, der findes i kvinders reproduktive systemer. Kreften starter, når de friske celler i livmoderen begynder at vokse unormalt og skaber en tumor. Uterin kræft er kategoriseret i to hovedtyper, adenocarcinom og sarkom. ACS vurderer, at i 2016 vil 60000 kvinder blive diagnosticeret med livmoderkræft i 2016, og 10000 vil dø som følge heraf. Det mest almindelige symptom på denne kræft er den unormale vaginalblødning. Udledninger kan være vandige strømme, blodstrømme eller andre udledninger blandet med blod. Symptomer omfatter smertefuld vandladning, smerte under samleje, smerter i bækkenområdet og unormal vandladning. Ti procent af kvinderne diagnosticeret med livmodercancer har en bækken tumoremasse.

## Typer af kræft

## Carcinom

De mest almindelige typer af kræftformer er carcinomer. De er skabt af epithelcellerne, der dækker kroppens indvendige og udvendige overflader. Carcinomer begynder i forskellige epithelcelle typer, og de har specifikke navne.

- Adenocarcinom er kræft, der dannes i epithelcellerne, der gør de viskøse væsker, der dækker kropsflader, væsker og slim.

- Transitional cell carcinoma er en kræft, der dannes i en type epitelvæv placeret i foringen af blæren, urinerne og nogle dele af nyrerne.

- Basalcellekarcinom er en kræft, der

begynder i det laveste lag af epidermis, hovedsagelig personens hud.

- Squamouscellekarcinom er en kræft, der dannes i pladeceller, laget ligger lige under vores hud. Dette væv linjer også mange andre organer som blæren, lungerne, tarmene, maven og nyrerne.

## Sarkom

Sarcomer er kræftformer, der dannes i knogler og blødt væv, såsom muskler, fedt, blodkar, fibrøst væv og lymfekar.

Osteosarkom er den mest almindelige form for knoglekræft, og bløde kræftformer omfatter leiomyosarkom, Kaposi sarkom, liposarkom, dermatofibrosarcoma protuberans osv.

# Leukæmi

Den kræft, der vokser i knoglemarvets bloddannende væv kaldes leukæmi. Der er forskellige typer leukæmier, grupperet efter den hastighed, hvor sygdommen skrider frem, og hvor ofte det sker. Disse kræftformer udgør ikke solide tumorer, men det store antal hvide blodlegemer opbygges i blodet og margen. Det lave niveau af normale blodlegemer forårsager vanskeligheder for kroppen at få den nødvendige ilt til sit væv. Immunsystemet svækker også kraftigt, og blødning er svært at stoppe.

# Lymfom

Lymfom er kræft, der er skabt på de sygdomsbekæmpende hvide blodlegemer, som hjælper vores immunsystem. Unormale lymfocytter opbygges i lymfeknuder og skibe, der forårsager lymfom. Der er to forskellige typer af lymfom, Hodgkin lymfom og Non-Hodgkin lymfom.

## Multipelt myelom

Multipelt myelom er kræft, der vokser i
plasma cellerne i vores krop. De unormale
myelomceller opbygges i knoglemarven og
danner tumorer i alle knoglerne i kroppen.

## Melanom

Melanom er kræft, der begynder i de specielle celler, der producerer melanin (pigmentet i vores hud). De fleste melanomer danner på huden, men der er også melanomer i
andre pigmenterede dele, såsom øjet.

## Hvad er vitamin B17?

Laetril, ofte omtalt som vitamin B17, selvom det ikke er virkelig et vitamin. Det er en halv natual, halv menneskeskabt, og er skabt af rå nødder og pips af mange frugter, især abrikos. Efter forarbejdning af de rå nødder / pips oprettes en form af det naturlige stof amygdalin.

Friske humane celler indeholder naturligt enzymet Rhodanese, der tjener som neutraliserende middel til benzaldehyd og hydrogencyanid, fundet i B17. Disse enzymer omdannes derefter til de næringsrige forbindelser thiocyanat og benzoesyre. Glukosen leverer B17 til de cancerogene celler og fordi de ikke har det rhodesiske enzym. I stedet har de beta-glucosidase. Dette enzym er kun lokaliseret i kræftceller og kombineret med benzalhyd og cyanid, skaber en gift, der specifikt retter sig mod kræftceller.

Laetril er en meget effektiv måde at bekæmpe kræft på, men det anbefales, at det ikke er en primær kræftbehandling.

## Hvordan virker det?

Laetril er en af de mest populære og effektive alternative kræftbehandlinger til rådighed. For at øge effektiviteten af Laetril anbefales det at følge en streng ernæringsdie og også købe andre talrige kosttilskud.

Laetrile målretter og dræber kræftceller, mens man reparerer immunforsvaret for at afværge fremtidige kræftformer.

## Videnskaben bag Laetrile

Når laetrilmolekyler støder på kræftceller, brydes det ned i to glucosemolekyler, et hydrogencyanidmolekyle og benzaldehydmolekyle. I starten blev det antaget, at hydrogencyanidmolekylet var det største kræftcelledræbende molekyle, men senere viste undersøgelser, at benzaldehydmolekylet er den mest effektive kræftcellekiller.

Laetrilterapi er en langsigtet behandling. På trods af benzaldehydmolekylets effektivitet tager denne behandling et stykke tid at arbejde. Dette skyldes, at laetrilmolekylet interagerer med en ikke-kræftcelle først, rhodanese. Når dette sker, har laetrilmolekylet ingen chance for at interagere med kræftcellerne. Rhodanese er meget effektiv mod laetril, og derfor er du nødt til at indtage en stor mængde i længere tid, så de laetrile, der overlever til sidst, angriber kræftcellerne.

Det andet skridt til at hjælpe din behandling er fremskridt er kosten. Laetril diæt er designet til at opbygge chymotrypsin og trypsin i din krop, så de kan arbejde på kræftcellerne. De bryder ned enzymerne omkring kræftcellerne og udsætter dem for de hvide blodlegemer. Nu identificerer de hvide blodlegemer kræften og dræber den derefter.

## Behandlingsplanen

Denne terapi kommer fra Philip Binzels bog, Alive and Well. Enhver kræftbehandling starter med at organisere din kost og vælge, hvilke fødevarer du kan og ikke kan spise mere. Denne kost er meget lig den Raw Food kost. Imidlertid omfatter Binzeldiætet ikke frugt og grøntsager. Undersøgelser har vist, at frugt og grøntsager indeholder kræftdræbende næringsstoffer.

Den bedste mulighed er at blande Raw Food diæt med Laetrile. Begynd at indtage flere fødevarer af Raw Fod kosten, der er højt i laetril, såsom; frugter, frø, korn og nødder.

For at Laetrile virker effektivt, er disse tilskud nødvendige:

- Zink
- C-vitamin
- Magnesium

- Mangan
- Selen
- Vitaminer B6, B9 og B12
- E-vitamin
- Vitamin A

Hvis du foretrækker at tage multivitaminer, skal du beregne resten og gøre op for manglen.

Binzel anbefaler også Megazyme forte, der er rig på trypsin, bromalin, zink og chymotrypsin. To piller tre gange om dagen er den anbefalede dosis. Det er afgørende at indtage bugspytkirtlen eller proteolytiske enzymer, der udløser Laetril-terapien.

Fordi protein er et nødvendigt makronæringsstof, tillader Binzel korn, nødder og bønner, der er rige på protein, selvom de skal tilberedes. Alt, der kommer fra et dyr, er forbudt.

# Sådan får du Laetril

På grund af FDA-regulativer kan laetriltilskud næsten være umulige at købe, selv om det er et helt sikkert naturligt supplement. Læger skal vidne til FDA, at de bruger laetril, hvilket i grunden gør det ulovligt.

Du kan købe laetril online i form af abrikoskerner. De hårde skaller ligger midt i en fersken eller aprikosbutik pips inde. Hvis du bryder hårdskallen af frugten, ved hjælp af en hammer, nødderør eller tang, finder du en lille kerne, der ligner en mandel. Dette er blødere end en mandel og det smager bestemt ikke det samme. Dette frø er rig på naturlig laetrin.

Googling til "abrikoskerner" vil vise sig mange resultater, og du kan finde mange butikker og butikker, der sælger abrikoskerner. Kernerne forsegles i en frisk taske, og prisen er ikke høj. Den anbefalede dosering for kerner er fra 24 til 40 kerner om dagen, spredt hele dagen. For mennesker i remission er 16 kerner om dagen minimum.

Andre fødevarer, der er rige på laetril, er boghvede og hirse. Frø af bærplanter såsom røde hindbær er fulde af laetril. Røde hindbær har også deres egen kræftmord, Ellaginsyre, en phenolisk kemisk forbindelse. Ellaginsyre kan findes i mange fødevarer, men det er tættere i røde hindbær, og også jordbær.

Husk at købe gelé, der har lagret frøene af frugten, en god kilde til laetril. Abrikoskerner forbliver dog den bedste kilde til laetril. Det anbefales at tænke for fremtiden og plante abrikoser, hvor du kan få adgang til dem.

Andre kilder omfatter abrikoskerner, ferskenkerner, druefrø, brombær, blåbær, bønnespirer, jordbær, lima bønner osv.

FDA har erklæret laetril et giftigt stof, men det er alligevel en løgn. Philip Binzel har skrevet en bog "Alive and Well", der beskriver, hvordan han gik gennem kræftbehandling, vidnede om vigtigheden af laetril og viste, hvordan det var et ulovligt stof.

Laetrilpiller anbefales at indtages med naturligt vand under et måltid for at hjælpe med en jævn fordøjelse af kemikalierne.

## Bivirkninger af Laetril

En af bivirkningerne af Laetril er lavt blodtryk. Dette sker fordi et thiocyanat dannes, hvilket sænker blodtrykket. For metabolismen til fri hydrogencyanid, acetone, sukker og benzaldehyd skal nitrilosid hydrolyseres.

Dette er ikke et problem for de fleste mennesker, men for mennesker, der allerede har blodtryksmedicin, kan dette være et stort problem.

Mange mennesker på laetril diæt og regime bruger også proteolytiske enzymer. Proteolytiske enzymer er blodfortyndere, og de bør ikke bruges sammen med receptpligtige blodfortyndere, medmindre lægen tillader brugen af begge behandlinger. Det anbefales at være forsigtig, når der anvendes proteolytiske enzymer, da de er kraftige blodfortyndere.

Brug af Laetril med probiotika kan øge mængden af hydrogencyanid, og dette ville skabe negative bivirkninger.

Det anbefales at du tænker på at kombinere kræftbehandlinger sammen. Læs omhyggeligt etiketterne og advarslerne for at se, om nogen af de behandlinger, du modtager i øjeblikket, har skadelige virkninger, når de kombineres med laetril.

# Andre kendte cancerbehandlinger

Der er forskellige kræftbehandlinger til rådighed, og vi vil udforske nogle af de mest populære muligheder.

1. **Kirurgi**

   Kirurgi er en behandlingsmulighed, hvor en uddannet kirurg gør et fysisk snit på kroppen. Procedurer omfatter normalt at skære gennem hud, muskler og undertiden endda knogler. Kræftvævet, som regel i form af tumoren, skæres fra kroppen for at stoppe det fra at sprede sig. Dette er en meget effektiv behandlingsmetode, men det er ikke altid muligt.

   Patienter er normalt under virkningen af kraftige beroligende midler og anæstesi, fordi sådanne indtrængninger kan være meget smertefulde.

2. **Kemoterapi**

Kemoterapi virker ved at dræbe cellerne i kroppen, der er ved at opdele i 2 nye celler. Vores krop består af milliarder af celler. Når vi er fuldt modne, deler de fleste af cellerne i vores krop ikke sig og former sig ofte. De opdeler kun, når der er sket skade, og de skal reparere / helbrede vævet.

Kræft gør cellerne formere uden at stoppe, hvilket forårsager en stor gruppe celler, der skaber en klump, tumoren. Fordi de altid deler og multiplicerer, er disse celler meget sandsynligt at blive målrettet mod kemoterapi.

Imidlertid har kroppen celler, som hele tiden deler og multiplicerer. Disse omfatter dit hår, dit knoglemarv og cellerne i din hud. Fordi de altid deler sig, er de også beskadiget af kemoterapi. Men denne bivirkning varer normalt ikke i lange perioder, og symptomerne forsvinder efter den systematiske behandling er stoppet.

3. **Strålebehandling**

Kræftceller kan dræbes ved hjælp af høje doser af stråling, og dette bruges også til at krympe tumorer. Den koncentrerede mængde stråling dræber kræftceller og forhindrer dem i at vende tilbage til kroppen. Stråling giver også en lettelse fra smerten forårsaget af kræft.

Men strålebehandling tager lidt tid at være effektiv. Det er normalt efter de første par dage eller uger af behandlingen, at kræftcellerne begynder at dø. Derefter fortsætter den dødelige virkning af terapi med at dræbe kræftceller selv efter uger eller måneder med strålebehandling. Der er to forskellige typer strålebe-handlinger, ekstern stråle stråling og intern stråle stråling.

Stråling tager også en vejafgift på kroppen, og det kan dræbe sunde celler. Dette kan have negative virkninger, og træthed er et alminde-ligt symptom på strålebehandling. Læger holder altid et spor af skaden på sunde celler fra stråling.

4. **Stamcelletransplantation**

Denne behandlingstype genopretter bloddannende celler hos mennesker, der lider af lavt blodlegemer, på grund af de negative virkninger af kemoterapi eller strålebehandling. Stamcelle er ikke en direkte kur mod kræft, men hjælper en person til at genvinde evnen til at reproducere stamceller.

De mest almindelige modtagere af denne transplantation er patienter diagnosticeret med lymfom og leukæmi. Stamcelletransplantation kan have negative virkninger, som undertiden de hvide celler af den modtagende patient identificere donorcellerne som påtrængende og derefter ødelægge dem. Dette behandles med steroider, der undertrykker immunsystemet, hvilket skaber et smuthul for infektioner.

## 5. Hormonbehandling

Hormonbehandling er en behandling, der anvendes til patienter diagnosticeret med kræft, der spredes gennem kirtler. Dette omfatter prostatacancer og brystkræft, da de bruger hormoner til at vokse.

Hormonbehandling virker ved at stoppe eller bremse kroppens evne til at producere hormoner eller forstyrre hormonernes opførsel i kroppen.

Bivirkninger varierer afhængigt af den type terapi, der anvendes, men det omfatter normalt blinklys, svækkede knogler, diarré, kvalme, træthed, lav sexdrev og humørsvingninger.

## Håndtering af symptomer på kræftbehandlingen

Enhver form for kræftbehandling er i det væsentlige et slag i din krop. Dine sunde celler kæmper for at kæmpe mod kræftcellerne. Når behandlingen påbegyndes, begynder kræftceller at dø, men de er også inkluderet i din krop, og det skaber skader over tid. Mange kræftbehandlinger har mange bivirkninger som hårtab, kvalme, diarré, misfarvning af huden, træthed etc.

Disse bivirkninger kan forlade patienten meget træt, demotiveret og generelt utilfreds. Dette er en meget vigtig del i kampen mod kræft, og det anbefales at forsøge at bekæmpe bivirkningerne.

Integration af effektiviteten af behandlingen med disse alternative behandlinger vil hjælpe dig med at lindre mange symptomer på kræftbehandling. At tale med din læge om alternative behandlinger, der kan hjælpe dig, vil give dig en klar ide om den bedste plan at følge.

Hvis du oplever angst, så går du til en hypnose session vil hjælpe dig med at lindre angst og opnå en rolig sindstilstand. Massage og meditation kan også hjælpe dig med at afværge angst fra behandlingen.

Træthed kan besejres ved at gøre det modsatte, udøve. Som kroppen træner, begynder cellerne at fungere bedre, da mere ilt pumpes gennem dem. Dette vil bekæmpe effekten af træthed og yoga vil også hjælpe dig med at frigøre dig selv fra træthed.

Kvalme og opkastning kan kæmpes med akupunktur, aromaterapi, hypnose, musikterapi og forbrug af cannabis.

Aromaterapi, hypnose, massage sessioner og akupunktur kan hjælpe dig med at sove bedre, da du får smerter under behandlingen.

Søvnproblemer kan nemt løses med motion, yoga og forbruge indica familien af cannabisplanten.

Stress er også en anden vigtig faktor, der skal bekæmpes og gå til yoga sessioner, tai chi, hypnose, motion, og forbruget af cannabis vil hjælpe dig med at bekæmpe det.

Hovedidéen her er dog, at tidlig påvisning er bedre end at helbrede sygdommen. Ved at opdage kræften i sine tidligere faser er det lettere at behandle det, og til tider kan en enkel operation også slippe af med problemet. Sørg for at tage regelmæssige udflugter og besøg hos lægen, da det hurtigt kan afhjælpe behandlingsproblemerne ved at fange det tidligt. Kræft er et meget alvorligt problem, og det skal derfor behandles på den måde, og forståelsen af, hvordan sygdommen virker, hjælper dig med at forstå sygdommens tyngdekraft.